JPTEC
外傷のための
ファーストレスポンダーテキスト
＜補訂版＞

編著：一般社団法人JPTEC協議会

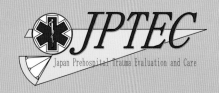

へるす出版

刊行にあたって

　JPTEC 協議会（以下，協議会）ではこれまで，わが国における "防ぎえる外傷死" を回避すると共に，外傷傷病者の死亡率を改善し後遺症を軽減するために，JPTEC コースを全国各地で開催して参りました。

　この結果，数多くの JPTEC 有資格者が全国で活動し，日常業務やコース開催を通じて，国民の命と健康を守るために日夜闘っております。

　一方，JPTEC コース受講資格は無いけれども，外傷傷病者にしばしば対応しなければならない方々から，「何とか JPTEC コースを受講できないか」とのご要望がたびたび協議会に寄せられてきました。

　そこで，協議会ではこの度，救助隊員などの消防吏員，警察官，海上保安官，自衛官，警備員，ライフセーバー，スキーパトロール，体育教員などの学校教職員，スポーツインストラクター，山岳救助隊員，消防団員等の皆様を対象にした JPTEC ファーストレスポンダーコース（以下，本コース）を新設することと致しました。

　本コースの到達目標は「救急隊が到着するまでの間，重症外傷傷病者に対して初期対応を実践できる」ことにあります。

　本コースの受講資格については，職種による制限を設けず，18 歳以上であれば，誰でも容易に本コースを受講して頂けるよう 2.5 時間コースと致しました。

　平易な用語を用い，平易な観察・処置法を新たに示したことで，受講者の皆様にも必ずやご満足いただけるものと確信しております。

　これまでわが国ではあまり注目されてこなかった負傷者救護の領域に，わが国の事情に合わせた新しい観察・処置法を提示したことは，国民の期待に応えて協議会が新しい一歩を踏み出したことを意味します。

　本テキストが広く活用され，傷病者の命を救い，後遺症を軽減する体制が全国で確立することを心から願っています。

平成 28 年 6 月

一般社団法人 JPTEC 協議会　代表理事

益子　邦洋

執筆者一覧

編著：一般社団法人 JPTEC 協議会

監修：New Design 実行委員会

（50 音順，◎：委員長，○：副委員長，●：担当理事）

加藤　正哉　　和歌山県立医科大学

金子　洋　　　名古屋市消防局

清住　哲郎　　防衛省統合幕僚監部

七戸　康夫　　国立病院機構北海道医療センター

●須田　志優　　岩手県立磐井病院

○髙山　隼人　　長崎大学病院地域医療支援センター

田尻　浩昭　　帝京大学福岡医療技術学部

鶴岡　信　　　JA とりで総合医療センター

中川　隆　　　愛知医科大学災害医療研究センター

早川　達也　　聖隷三方原病院

林　靖之　　　大阪府済生会千里病院

張替喜世一　　国士舘大学大学院救急システム研究科

船曳　知弘　　済生会横浜市東部病院

本間　正人　　鳥取大学

●松田　潔　　　日本医科大学武蔵小杉病院

◎山崎　元靖　　済生会横浜市東部病院

執筆者：ファーストレスポンダーコースワーキンググループ（WG）

（50 音順，○：WG 長，◎：オブザーバー）

川岸久太郎　　信州大学医学部

○清住　哲郎　　防衛省統合幕僚監部

高橋　徹　　　JPTEC 関東

◎髙山　隼人　　長崎大学病院地域医療支援センター

武田　聡　　　山形プレホスピタル外傷研究会

◎張替喜世一　　国士舘大学大学院救急システム研究科

廣瀬　俊之　　茅ヶ崎市消防本部

◎山崎　元靖　　済生会横浜市東部病院

山元　剛　　　神奈川県警察

脇田　佳典　　和歌山県総務部危機管理局

目　次

◖コラム◗

STEP UP　もう少し知識を深めたい方へ

本書の使い方

　JPTEC 外傷のためのファーストレスポンダーテキストは，JPTEC ファーストレスポンダーコースの教材として作成していますが，コースの受講と関係なく，医療資格を持たない方が重症外傷傷病者への対応を学ぶ教科書としても御活用いただけます。

　テキストの記載内容は JPTEC の概念に沿った対応の基本事項ですので，実際の傷病者への対応にあたっては，適切にトレーニングを積んだ上で，救助者の知識・技量・現場の状況を踏まえて対応して下さい。

　医療従事者でない方を対象としているため，できるだけ平易な表現に努め，難解な医学用語は一部言葉を置き換えています。

　「STEP UP もう少し知識を深めたい方へ」のコラムでは，医学的な内容について詳細に解説していますので，興味のある方は是非御一読ください。

　ファーストレスポンダーコースを指導する JPTEC インストラクターの皆さんは，本書と合わせて，改訂第 2 版 JPTEC インストラクターテキストの該当部分を参照してください。

第1章

JPTEC ファースト
レスポンダーコース

1　JPTEC と JPTEC ファーストレスポンダーコースについて

　外傷傷病者の命を救うためには，現場から医療機関までの一連の対応が，適切かつ迅速に行われる必要があります。わが国においては，医師を対象とした外傷初期診療プログラム JATEC（Japan Advanced Trauma Evaluation and Care）と，救急隊員等を対象とした病院前外傷救護プログラム JPTEC（Japan Prehospital Trauma Evaluation and Care）が整合性をもって開発され，広く普及しており，平成 31（2019）年 3 月現在，所定の講習を修了した「JPTEC プロバイダー」資格認定者は，延べ 11 万 9 千人に達しています。

　JPTEC ファーストレスポンダーコースは，医療資格を保有していない救助者（ファーストレスポンダー）が，重症の外傷傷病者に遭遇した際の対応について，JPTEC の概念に基づき学ぶものです。JPTEC では重症外傷傷病者の対応にあたって，現場では必要な観察と処置のみを行い，迅速に適切な医療機関に搬送することを特に重要視しており，この一連の判断およびその概念を「ロード＆ゴー」と呼んでいます。「ロード＆ゴーの傷病者だ」「ロード＆ゴーで行こう」のように合言葉としても用います。JPTEC ファーストレスポンダーコースは，「ロード＆ゴーの傷病者」に対し，救急隊員等に引き継ぐまでの間，何をすべきか，何をすべきでないかを学ぶコースです（表 1-1）。

　JPTEC ファーストレスポンダーコースは平成 28（2016）年から開始され，平成 31（2019）年 3 月現在で約 5 千人が受講しています。

2　法的問題

　JPTEC ファーストレスポンダーコースは，一定頻度で外傷傷病者に遭遇する方々を主な対象としていますが，そうでない方々にも受講していただいています。応急手当実施の法的責任は，その行為が職務（生業）なのか自発的な行動なのかによって大きく異なります。

　一定頻度で外傷傷病者に遭遇する方としては，警察官，スキーパトロール，プール監視

表 1-1　コースの概要

コース名	JPTEC プロバイダーコース	JPTEC ファーストレスポンダーコース
講習時間	7 時間以上	2.5 時間以上
内容	病院前における外傷救護	救急隊員等に引き継ぐまでの外傷対応
受講対象	救急救命士，救急隊員，看護師，医師，等	病院職員（医療従事者/非医療従事者），消防職員，警察官，海上保安官，自衛官，消防団員，空港消防隊員，自衛消防隊員，警備員，スキーパトロール，山岳救助隊員，プール監視員，ライフセーバー，スポーツインストラクター，スポーツイベント要員，柔道整復師，ネイチャーガイド，介護士，介護施設職員，応急手当普及員，学校教職員，保育士，学生など

> **STEP UP** | もう少し知識を深めたい方へ
>
> **ロード&ゴー**
>
> 　JPTEC プロバイダーは，気道，呼吸，循環，意識のいずれかに異常がある場合のほか，全身を観察し，下記のような外傷を認めた場合，また異常や外傷を認めなくても，受傷機転から重症度・緊急度の高い外傷であることが予測される場合に「ロード&ゴー」と判断します。ファーストレスポンダーが個々の傷病者について「ロード&ゴー」であるか否かを判断する必要はありませんが，その概念について理解しておくことは重要です。
>
> 　　頭頚部・顔面の高度な損傷
> 　　頚静脈怒張・気管偏位
> 　　頚部・胸部の皮下気腫
> 　　胸郭動揺・呼吸音左右差
> 　　開放性気胸
> 　　腹部膨隆・腹壁緊張
> 　　骨盤動揺
> 　　両側大腿骨骨折
> 　　頭頚部・体幹および上腕・大腿にある穿通創

員，スポーツイベントの要員，学校の教職員等が挙げられます。これらの方々は職務として人命救助を行うものであり，応急手当の実施に過失があった場合や，逆に応急手当を行わなかった場合（不作為）は法的な責任を問われるかもしれません。

　一方，職務ではなく自発的に行う応急手当の実施については，わが国において明確な法的根拠はありませんが，実施によって損害を発生させたとしても，一般に重大な過失がなければ，法的責任は問われないというのが通説です。

　逆に応急手当を実施したために，救助者自身が被害を受けることもあります。職務中であれば労働（公務）災害となり，補償されます。また，職務としてではなくても，現場の警察官や消防吏員から救助の協力を依頼されて応需した際の被災は，法的に補償されることがあります。

3　心理的問題

　平成 30 年東京消防庁の「消防に関する世論調査」[1]によると，応急手当を実施しない理由で一番多かった回答は「何をしたらよいかわからないから（81%）」でした。次いで「かえって悪化させることが心配（61.9%）」「自信がないから（38.1%）」そして前項の法的問題で言及しましたが「誤った応急手当をしたら責任を問われそうだから（38.1%）」と続い

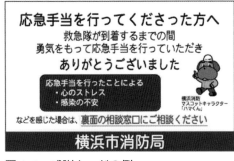

図 1-1　感謝カードの例

ています。外傷傷病者に対応する場合は，「怖いから（33.3%）」「感染などが心配だから（9.5%）」という理由も重要でしょう。適切な応急手当の普及啓発により，このような応急手当を実施する前の心理的問題を解決することは，このコースの求めるところでもあります。なお，一般の救助者が安心して応急手当をできる環境を整備するために，応急手当を実施したことによりケガをした場合や，傷病者の血液に触れて感染の危険が生じた場合などに適応されるバイスタンダー保険の運用が，一部の自治体で開始されています。

　応急手当実施後は，多くの人が「自分が行った応急手当が正しかったのか」と悩んだり，不安な気持ちになったり，不眠などの心理的なストレス反応を経験したりします。このようなストレスを感じることはすべての人に起こりうることであり，外傷特有の凄惨な現場を見た場合，警察官や消防吏員等ですらストレスを感じることがあります。多くは時間とともに解決しますが，なかなか症状が軽くならずに PTSD（心的外傷後ストレス障害）になったりするという報告も散見されますので，ストレスを感じた場合は，自分だけで思い悩まず，身近な人や消防などの専門家に相談してみることも必要です。最近では，現場に到着した救急隊から，感謝の言葉と不安等の相談窓口を記載した「感謝カード」（図 1-1）が渡されることもありますので，その相談窓口を利用するのもよいでしょう。

■ 文　献
1）東京消防庁：平成 30 年「消防に関する世論調査」. 2018.

第２章

傷病者対応手順

ポイント

【状況評価】

　傷病者に接触する前に，安全確認，可能であれば感染防御を行い，傷病者の状況と受傷機転を把握します。時刻を認識し，適切なタイミングで 119 番通報を行います。

【傷病者評価】

　傷病者に接触する際には，自己紹介し，救護の承認を求めます。可能であれば頸椎保護を実施し，反応の確認と気道の評価，呼吸の評価，循環の評価，意識の評価を行います。次いで外表の観察と四肢の動き・感覚の評価を行います。気道，呼吸，循環，意識のいずれかに異常を認めたり，頭部や体幹に大きな外傷があれば，生命にかかわる危険性が高いと判断できます。

【必要な処置】

　傷病者評価により必要に応じて，気道の確保，止血，刃物等の固定を行い，救急隊員等に引き継ぐまで，概ね 5 分ごとに傷病者評価を繰り返します。

1　状況評価

(1) 安全確認

　事故現場においては，二次被害を起こさないようにしなければなりません。

　そのために，事故現場に遭遇したファーストレスポンダーは，自分自身や仲間の安全が確保されるまでは，安易に傷病者に接触すべきではありません。

　安全を確保するために，周囲を見渡したり，周りの人達から事故の状況等を聞いて，二次被害を起こす危険な因子が無いかどうかを判断します。

　二次被害を起こす危険な因子には，

　交通事故の場合…事故車両のエンジン未停止やガソリン等の漏えい

　　　　　　　　　　ほかの車両等の交通状況

　墜落・転落事故の場合…足場の安定性，上からの落下物の可能性

　スポーツ事故の場合…ほかの競技者の競技状況，観覧者等周囲の人達の状況

等のさまざまなものがあり，こうした状況を確認して現場の安全性を評価します。

　また，落下物の可能性があるところではヘルメットをかぶったり，血液等からの感染防御のための手袋を装着する等，必要な装備品を装着し，自分自身の身の安全を最大限に守る準備をします。

　なお，現場が安全でない場合では，状況により傷病者評価に先立って，あるいは，傷病者評価を実施しつつ，傷病者と共に安全な場所まで退避するという対応も選択肢となります。その際は適切な搬出・運搬手段を考慮する必要があります。

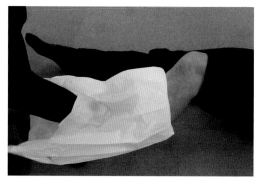

図2-1　止血をする際のビニール袋を用いた感染防御

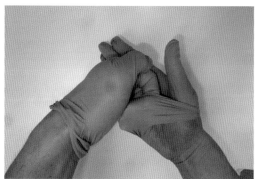

手袋を着けた手で反対の手袋を「外側から」めくります

図2-2　手袋の外し方

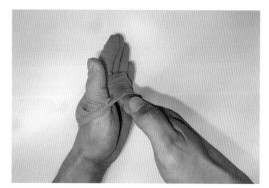

手袋を外した手で反対の手袋を「内側から」めくります

(2) 感染防御

　傷病者に接触する場合，汗以外の体液や血液は感染する可能性があるものとして扱うことが適当です。手袋（プラスティック・ゴム）やマスク，ゴーグル，眼鏡等があれば装着します。手袋が無い場合は，代替え手段としてビニール袋などを活用することもできます（図2-1）。

　なお，手袋を外すときは，汚染した手袋の表面に触れないようにします（図2-2）。

STEP UP ｜ もう少し知識を深めたい方へ

事態対処医療

　テロなどの事件現場に対応する医療を「事態対処医療」といいます。事態対処医療におけるファーストレスポンダーは，現場を指揮する者の指揮・統制下で活動しなければなりません。事態対処現場では，安全が完全には担保できないこともあるので，どの処置をどこで行うか，傷病者とともに移動しつつ，優先順位をもって対応する必要がありますが，その際も JPTEC の基本概念を応用して（一部を省略，優先順位の明確化）対応するととらえると理解が進みます。通常，事態対処現場では安全を確保しつつ傷病者に近づく，最も致死的となりうる出血への対処を最優先として対応する，脊椎運動制限については実施が現実的でないため省略することが一般的です。

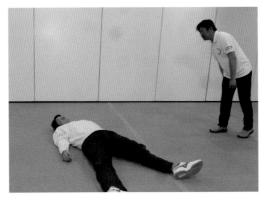

図 2-3　傷病者に近づきながら状況を把握

(3) 傷病者の状況と受傷機転

　傷病者の状況や受傷機転から，一見して重症であるとか，大事故であると感じた場合には，早期に 119 番通報することが大切です。

ア　傷病者の状況

　傷病者に近づきながら，傷病者の体位（姿勢），傷病者は動かないのか，自力で動けそうなのか，年齢，性別，大きな外傷等を迅速に把握します（図 2-3）。自力歩行が可能であれば重篤な意識障害や重症な骨折等の外傷の可能性は少ないと判断できます。四肢（手足）が変形して普通とは異なる方向へ向いていないか，傷病者が体の一部を痛そうに手で押さえていないかなどから，受傷部位を推定することもできます。大量の出血が見られたら手袋，清潔なタオル等，止血に必要な物品の手配にも配慮しましょう。

　また，合わせて傷病者の人数を正確に把握する必要があります。特に事故現場に後から駆けつけた場合などは 2 人目・3 人目の傷病者を見落とす恐れがありますので，落ち着いて傷病者の人数を確認するようにしましょう。119 番通報を行う際に非常に大切な情報となります。

イ　受傷機転

　受傷機転とは事故等がどのような経緯で起こり，どのような力が傷病者に作用して外傷等に至ったかという，事故の概要のことを指します。受傷機転の確認は，傷病者に取り付くまでに済ませることが原則です。一旦，傷病者に取り付いてしまうと周りの状況が把握できなくなってしまいます。

　受傷機転を考慮して，早期の 119 番通報を心掛けます。

　①交通事故

　・自動車事故：事故車両の車種（普通自動車，軽自動車，大型トラック，トレーラー等）を把握します。乗車位置（運転席，助手席，後部座席の運転席側等），シートベルトの

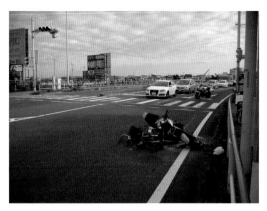

図2-4　オートバイ事故現場のイメージ

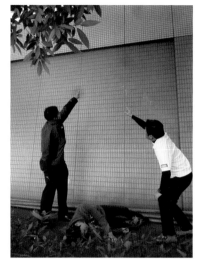

図2-5　墜落事故現場のイメージ

装着やエアバッグ展開があるかどうかも，大きな衝撃が加わったかどうかの判断に役
立ちます。また，衝突形態（乗用車同士の正面衝突や側面衝突等）の把握も大切です。
・オートバイ事故：車種（大型バイク，原動機付自転車等）を把握します。バイクの衝
突形態や転倒形態を説明できるようにしておきましょう。乗車人数やバイクの転倒し
た場所からバイクと傷病者の距離も大切な情報になります（図2-4）。
・歩行者，自転車事故など：事故形態，例えば車両の下敷きになった，普通自動車のボ
ンネットから跳ね上げられた，等を把握します。車にはねられた場合は，事故発生場
所から飛ばされた距離，相手側の車種に関する情報も重要です。
　②墜落・転落事故
　どこからどのような状況で墜落・転落したのか，身体のどの部位から着地点に接触した
のか，着地点の状態（アスファルトや土等）や途中に接触物（壁や屋根等）があったかど
うかについて把握します（図2-5）。
　③スポーツ外傷
　スポーツによる外傷ではスポーツの種類，事故の形態，身体に急激に加わった力が外傷
に関与しています。体のどこにどのような力が働いたのか，何がどのような向きで体にぶ
つかったのかを把握することが重要です。

（4）時刻の認識と通報要領
ア　時刻の認識
　受傷機転の確認と合わせ，事故等の発生時刻を概ね把握しておくことも重要です（図2-
6）。しかし，時刻を記録することや時計を探すような行為で傷病者への対応が遅れること
があってはいけません。

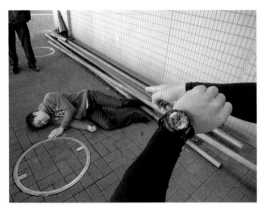

図 2-6　時刻の認識

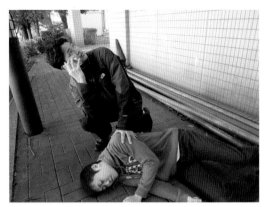

図 2-7　すみやかに 119 番通報

　ファーストレスポンダーが複数で対応できる場合は，分担して事故発生時刻や傷病者へ接触した時刻等を記録するとよいでしょう。目の前で事故等を目撃したのであればその時刻が把握できますが，そうでない場合は，目撃者等から事故が起きた時刻を聞いておくという配慮も必要です。現場に到着した救急隊員等が知りたい時刻（時間）としては，事故発生時刻，傷病者への接触時刻，外出血を止血した時刻，等が挙げられます。

イ　通報要領

　119 番通報の際には，通報者から話すのではなく，通信指令員の質問に落ち着いて返答するようにしてください（図 2-7）。通報を受けた通信指令員はただちに緊急車両を出動させますので，正確な住所と事故概要に関する情報が最優先となります。その後，より詳細な内容の質問が行われます。また，傷病者の反応がなかったり，呼吸がなかったり，出血している場合は通信指令員より口頭指導が行われる場合があります。電話を通じて，ファーストレスポンダーに何を施したらよいかアドバイスや指示がありますので指示に従って積極的に実施してください。

　なお，傷病者が複数いるような大きな事故の場合には，多くの方から 119 番通報の電話が同時に入電し，電話がつながりにくいことや，つながっても「既に緊急車両が出動しています」といわれることもあります。

　いつ通報するかは状況によりますが，以下のようなタイミングが考えられます。いずれにせよ，より早く 119 番通報を行うという意識が大切です。

　①事故を認識した時点・受傷機転を認識した時点（例：大きな自動車事故）

　②傷病者の状況により（例：大出血している）

　③傷病者評価の途中（例：呼びかけに反応がない）

　④傷病者評価と処置が終わった後

★119番通報における，やりとりの例

「119番○○消防です，火事ですか？ 救急ですか？」『救急です』

「どうなさいましたか？」『交通事故で怪我人がいます』

「どんな事故で怪我人は何人いますか」『車と自転車で自転車の20代の男性一人です』

「そこはどこですか？」『○○市○○町の国道○○線で，○○交差点です』

「あなたの名前と電話番号を教えてください」『○○です，080-○○○○-○○○○です』

「救急車はもう出動しました，サイレンの音が聞こえましたら案内に出てください」

「怪我人の反応はありますか？」『意識はありますが，右足から出血しています』

「安全な場所に移動して，止血を行ってください」『はい，やってみます』

通報時に確認しておくとよいこと。ただし，決して以下をすべて確認してからでないと通報してはいけない，というものではありません。一刻も早い119番通報が優先です。

・事故概要

・傷病者の人数

・傷病者の年齢

・傷病者の性別

・事故現場住所または目標物

・意識状態（目を開けている／呼びかけで目を開ける／目を開けない）

・外傷部位

・行った処置

2 脊椎運動制限の考え方

傷病者の姿勢を体位といい，仰臥位（あおむけ），側臥位，腹臥位（はらばい），坐位，立位，等と称します（図2-8）。

意識のある傷病者では，本人が楽な体位で評価や処置を行います。

意識のない傷病者において，そのままの体位では傷病者の評価や処置が困難であれば，それらが実施可能な体位（通常は仰臥位）に体位を変換します。また意識のない傷病者の評価と処置が終了し，救急隊等の到着を待つ場合は，気道閉塞の予防を目的として側臥位

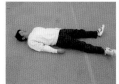 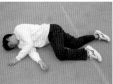 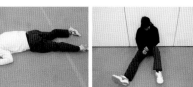 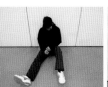

仰臥位（あおむけ）　　　　側臥位　　　　腹臥位（はらばい）　　　　坐位　　　　立位

図2-8　さまざまな体位

表 2-1　脊椎運動制限の適応（JPTEC ガイドブック）

1. 脊椎・脊髄損傷の可能性がある受傷機転
   例) 高速の自動車事故
       高所からの墜落事故（身長の 3 倍以上の高さ）
       飛び込みによる損傷
       脊椎周辺の穿通創
       頭頸部へのスポーツ外傷
2. 脊椎・脊髄損傷を疑うべき所見
   例) 頸部・背部の疼痛や圧痛
       対麻痺・四肢麻痺などの神経学的異常
       頭部・顔面の高度な損傷
       意識消失の病歴
3. 正確な所見が得られない傷病者
   例) 事故や受傷による精神的動揺がある
       意識障害
       アルコール・薬物の摂取，中毒
       身体部位のいずれかに強い痛みを訴える

にするとよいでしょう。

　体位を変換する場合や，搬送のために傷病者を移動させる場合には，背骨（脊椎）が不必要に動くことのないように留意しなければなりません。脊椎の中には太い神経が通っており，背骨や神経が傷ついている場合，不用意に動かすことで，さらに損傷を悪化させる可能性があるからです。脊椎が不必要に動くことのないよう対処することを総称して「脊椎運動制限」といい，頭部保持（用手的頸椎保護），フラットリフトやログロールなどによる体位変換，頸椎カラーを用いた頸部の固定，バックボード等を用いた全身固定などの方法があります（具体的な手技は第 3 章で詳述）。しかしながら，頸椎カラーの使用や全身固定は，呼吸を抑制するなど傷病者に悪影響を及ぼすこともあります。そのため JPTEC プロバイダーは，表 2-1 に示すような状況において，脊椎運動制限を実施することとしていますが，ファーストレスポンダーが傷病者に接触した時点では，これらが不確かである可能性も高いため，通常は実施可能な範囲で頭部保持を行って，救急隊等が到着するまで継続します。

【参考】ヘルメットは外すか，外さないか？

　ヘルメット等を装着している場合，そのままでも傷病者評価や必要な処置が実施できるのであれば，救急隊等が到着するまで必ずしもヘルメットを外す必要はありません。そのままでは傷病者評価や気道確保，止血などの処置が困難な場合は，必要に応じ，頸部に無理な負担がかからないように注意しながら，ヘルメットを外します（手技の詳細は第 3 章 2.（5）を参照）。

3　傷病者評価

（1）自己紹介と救護の承認

　傷病者に接触する前には，「○○救護員の××です」「××パトロールの△△です」などと自己紹介します。続いて「手当させていただきます」「怪我の程度をみせていただきます」等と救護の承認を求めましょう。また「今，救急車を呼んでいます」「すぐに救護所に運びます」等，傷病者に安心感を与えるような声掛けを工夫します。傷病者に意識がない場合も，周囲の人々に対して自己紹介し，救護を開始することを宣言するとよいでしょう。

（2）頸椎保護（必要・可能であれば）

　頭部，頸部の損傷が疑われない場合を除いて，「頭を動かさないでくださいね」等と声をかけつつ，頭部を用手的に保持して頸椎保護を行います。ファーストレスポンダーが複数いる場合は，1人が頭部保持，もう1人が傷病者評価と分担するとよいでしょう（図2-9）。ファーストレスポンダーが1人の場合は，可能な範囲で頸椎の保護に留意しつつ傷病者評価を続けます（図2-10）。

（3）反応を確認し気道を評価

　「どうしましたか？」などの呼びかけを行います。この呼びかけに対する反応から意識状態を大まかに把握することができます。呼びかけに適切に受け答えできていれば意識は良好と判断できます。しかし，呼びかけに対する反応が正常でない場合には気道確保・呼吸の評価・循環の評価を行った後に意識レベルを確認します。

　反応が全く無い場合にはただちに助けを呼び（＝119番通報を行う）呼吸の確認を行います（心肺蘇生法の手順と同じ）。

　気道の評価は，意識状態がよい場合には呼びかけに対する反応で確認できます。すなわ

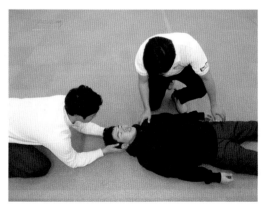 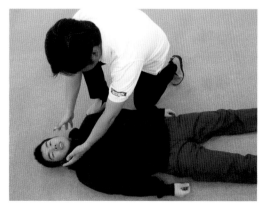

図2-9　ファーストレスポンダーが複数の場合　　図2-10　ファーストレスポンダーが1人の場合

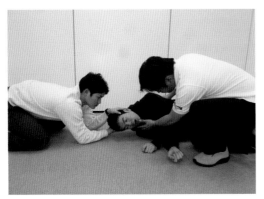

図2-11　側臥位による気道の確保

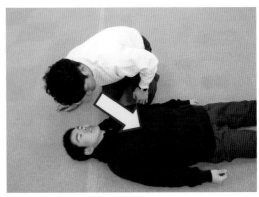

図2-12　呼吸の評価

ち，声を出すことができれば気道は開通しています。声がうまく出ない場合は，気道の評価と必要な処置を行います。ヒューヒュー，ゴロゴロなど異常な音がある場合は，用手的な気道の確保を行います。用手的気道確保は頚椎保護の立場から頭部後屈は行わずに，下顎挙上法を行います（手技の詳細については第3章1.（1）を参照）。

　血液・分泌液等が多い場合には，頚椎保護に注意しつつ側臥位（回復体位）として，口腔内から流れ出るよう工夫します（図2-11）。

（4）呼吸の評価

　呼吸運動（傷病者の胸や腹の動き）を「見て」，口元に耳を近づけて呼吸音を「聞いて」，頬で呼気を「感じて」呼吸の有無，速さ（速いか遅いかのみで，詳細な回数までは問わない），深さを観察します（図2-12）。

　呼吸が正常でない場合，ポケットマスクやフェイスシールドなどの感染防護具が使用でき，可能であれば人工呼吸を実施します。その際も，可能な範囲で頚椎保護に配慮します。

STEP UP｜もう少し知識を深めたい方へ

呼　吸

　通常，呼吸の速さは年齢によって異なります。1分間に大人では12-16回ですが，小児では呼吸が速く，小学校低学年では14-20回，幼稚園児では16-24回，4歳未満では20-30回，1歳未満では25-45回となります（年齢が低いほど呼吸は速い）。人工呼吸が必要となる「異常な呼吸」に厳密な定義はありません。重要な点は傷病者の呼吸が苦しそうかどうかです。概ね成人の場合，1分間の呼吸数が10回未満になれば人工呼吸が必要です。

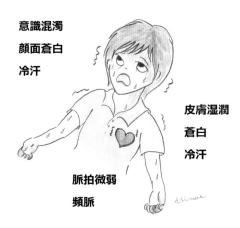

意識混濁
顔面蒼白
冷汗

皮膚湿潤
蒼白
冷汗

脈拍微弱
頻脈

図 2-13　ショック状態

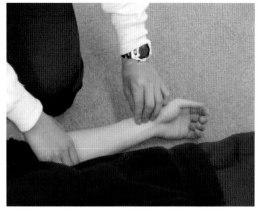

図 2-14　橈骨動脈を触れる

（5）循環の評価

　皮膚色調と皮膚の温度を観察します。大量の出血では，皮膚色調は蒼白となり，冷汗などを呈します。これをショック状態といいます（図 2-13）。また，ショック状態では脈が弱く，脈拍数が多くなります。傷病者の手首の親指側に存在する橈骨動脈（または頸動脈）を人差し指・中指・薬指の 3 本で触知し，脈拍の強さ（強い，弱い）と，脈拍数（多い，普通，少ない）を大まかに把握できるとよいでしょう（図 2-14）。

　橈骨動脈で脈拍触知不能な場合，訓練を受け，触知に自信があるファーストレスポンダーであれば頸動脈を触知してください。頸動脈の触知に自信がない場合や，わからない場合で傷病者の反応も無い場合には，以降の処置を中断し，心肺蘇生を開始します。

　外傷の評価において心肺蘇生と大きく異なる点は循環の評価の際に「活動性外出血」を確認しなければならない点です。「活動性」とは動脈・静脈を問わず，無視できない量の大出血が続いていることです。活動性外出血を見落とせば短時間で生命の危機に陥ります

STEP UP｜もう少し知識を深めたい方へ

脈拍と血圧

　脈拍数も呼吸と同じように年齢差があります。1 分間に大人では通常 60-80 回ですが，小学校低学年では 60-90 回，幼稚園児では 70-110 回，4 歳未満では 75-130 回，1 歳未満では 80-140 回となります（年齢が低いほど脈拍数は多い）。

　また血圧も年齢差があり，正常時，大人では 100-120 mmHg ですが，小学校低学年では 90-100 mmHg，4 歳以下では 80-95 mmHg，1 歳以下では 70-80 mmHg となります（年齢が低いほど血圧も低い）。一方，高齢者の場合は高血圧の場合も多いです。

　高血圧の場合，血圧低下の判断がしにくいことがあります。

が，見つけて止血できれば危機を回避できるチャンスがあります。なお，傷病者に接触した時点で，明らかに活動性外出血が認められる場合は，気道・呼吸・循環の評価に先だって，止血を行っても構いません。大量の出血は119番通報時に報告します。

(6) 意識の評価

呼びかけに対する反応を確認した際に傷病者の応答が適切ならば意識も良好と判断することができます。傷病者の反応が正常でなかった場合には，意識レベルの評価を行います。意識レベルは，目を開けている，呼びかけで目を開ける，呼びかけで目を開けないの3段階で評価します。知識がある場合にはJCSの桁数（STEP UP 参照）で評価してもよいでしょう。ただし，ファーストレスポンダーの場合，処置や治療が行えない状態で，詳細な意識レベルの評価のためだけに痛み刺激を行うことは推奨されません。

(7) 外表の観察

事故現場で外力による内臓損傷等を推測することは，とても難しいことですが，外表から観察すること，傷病者が痛みなどを訴えている部位を確認することは，非常に重要です（図2-15, 16）。特に，頭部や体幹に大きな外傷があれば，生命にかかわる危険性が高いと判断できます。

迅速に頭部，体幹，四肢を確認して，損傷（変形・傷・痛み等）があるか，確認します。

STEP UP ｜ もう少し知識を深めたい方へ

ショック

外傷により出血が起こると血液量が減り，ショック状態になります。

①出血により血液が足りなくなる。

②脈拍数が多くなる。

③血圧を維持するために交感神経の働きにより血管の収縮が起きる。

　→皮膚の血流が悪くなり蒼白となり，また冷たくなる。

　　さらに交感神経の働きにより汗が出るため皮膚は湿った状態になる（冷汗，湿潤）。

④それでも血圧を維持できなくなって，血圧が低下する。

STEP UP ｜ もう少し知識を深めたい方へ

ジャパン・コーマ・スケール（Japan Coma Scale：JCS）

　Ⅰ桁　刺激しないでも覚醒している状態

　Ⅱ桁　刺激すると覚醒する状態

　Ⅲ桁　刺激をしても覚醒しない状態

さらに各分類は3つに細分類されますが，当初は桁数のみを評価します。

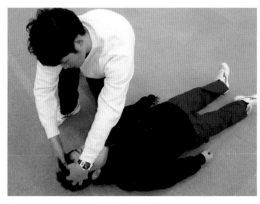

図2-15　外表の観察（頭部）

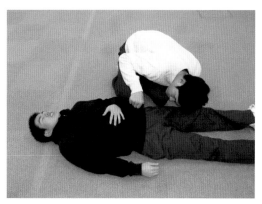

図2-16　外表の観察（腹部）

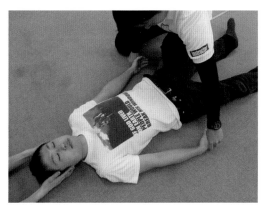

図2-17　手を握ったり開いたりできるかどうか

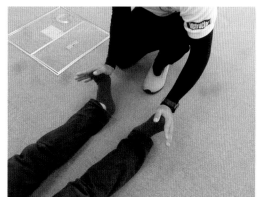

図2-18　足が動かせるかどうか，触っている感覚があるかどうか

　会話ができるようであれば，本人の訴えている部位を確認します。

　事故現場では，衣服を脱がしてまでの観察は困難かもしれませんが，本人の訴えがある部位を触れてみるのもいいでしょう。

　ただし，強い痛み，変形・腫れがある場合には，不用意に動かしたり，強い力を加えないようにしましょう。

　観察後は傷病者の保温に努めます。寒冷地や外気温が低い場所，スキー場などで傷病者の体温が失われてしまう状況にある場合は，特に配慮が必要です。

（8）四肢の動き・感覚の評価

　四肢に動きがあるかどうか，特に左右の動きに差がないかを確認します。反応がある傷病者では，左右同時に触りながら，手足を触っているのがわかるか，手足を動かせるか，手を握れるかどうかを本人に確認するとよいでしょう（図2-17，18）。

　もしも，手足が動かない，動かしづらい，痺れている，感覚がない等の徴候がある場合

瞳孔の観察

　頭部外傷を伴う傷病者で反応が無い場合には，瞳孔に異常が現れることがあります。瞳孔異常は生命を脅かす重症頭部外傷の所見です。

　まぶたを救助者の指で開いて瞳孔の大きさ，眼球の位置を確認します。光を入れることで瞳孔の反射の有無を観察します。

　　・縮瞳（2 mm 以下）

　　・散瞳（5 mm 以上）

　　・瞳孔不同（左右差あり）

　　・共同偏視

　正常な瞳孔は，光を入れることで縮瞳します（対光反射）。しかし屋外など周囲が明るいところでは，わかりにくいことがあるので，注意が必要です。

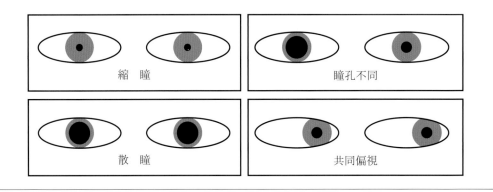

情報の聴取

　傷病者評価と合わせ，可能であれば，情報の聴取を行うとよいでしょう。

　救急隊員等に伝えることで，処置や観察の参考となります。

　JPTEC プロバイダーは情報の聴取に GUMBA（グンバ）を使用しています。

　　G：原因（事故・発生の経緯，どのようにして起こったのか）

　　U：訴え（主訴，どこが痛いかなど）

　　M：めし（最後に食事を摂ったのはいつか）

　　B：病気・病歴（服用薬も含む）

　　A：アレルギー

は，脊髄損傷を疑わなければなりません。ただし，骨折や捻挫等の痛みによって動かせないこともありますのでよく確認をしましょう。脊髄損傷が疑われる場合には，傷病者を移動させたり体位を変換する場合に，より一層注意を払う必要があります（手技は第3章1.（5）を参照）。

（9）行うべきこと，行ってはいけないこと

ア　行うべきこと

・気道に問題がある場合は気道確保を実施する
・活動性外出血がある場合は止血法を実施する
・刃物等が刺さっている場合は動かないように固定する
・体が冷えないように，上着や毛布等を使用して，保温に努める
・救急隊等に傷病者を引き継ぐまで，概ね5分毎に評価をくり返す

イ　行ってはいけないこと

・胸部の傷口から空気が出入りしている場合は，傷を塞いではいけない（呼吸が悪化することがある）
・腹部の傷口から腸が出ている場合は，それを体内に戻してはいけない（感染をきたすことがある）
・四肢が変形している場合は，無理に戻してはいけない（神経や血管を傷つけることがある）
・刃物等が刺さっている場合は，抜いてはいけない（大出血をきたすことがある）

第 3 章

手 技

1 基本手技

(1) 用手的気道確保

　気道が閉塞，または閉塞しかけている可能性がある場合には，空気の通り道を救助者の手を用いて確保する「用手的気道確保」の処置が必要となります。心肺蘇生法を受講したことがある方は，頭を後屈させて，あご先を上に向ける方法を学習したと思います。この方法は比較的簡単ですが，外傷の場合は首の骨（頸椎）や，頸椎の中を通る神経（頸髄）が損傷している可能性があり，頭を後屈させる方法では，その損傷を助長させて下半身不随になったり，人工呼吸器が必要になったりすることがあるので，外傷の気道確保は，頸椎への負荷が最小限となる下顎（下あご）のみを挙げる「下顎挙上法」を用います。いくつかの種類がありますが，いずれも首を動かさず下顎のみを上に挙げる方法です（図3-1～3）。

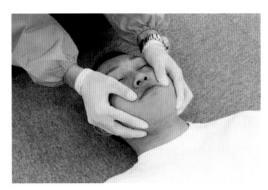

図3-1　頭側から行う方法
（JPTEC ガイドブックより引用）

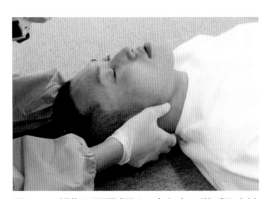

図3-2　親指で下顎（下あご）を上に挙げる方法
（JPTEC ガイドブックより引用）

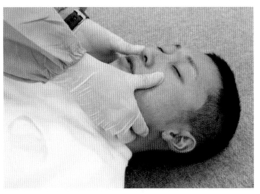

図3-3　足側から行う方法
（JPTEC ガイドブックより引用）

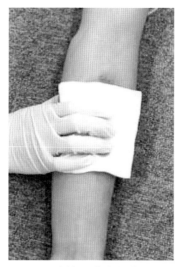

図 3-4　直接圧迫止血法
（JPTEC ガイドブックより引用）

(2) 止血法

ア　直接圧迫止血法

　指先等から滲み出るような出血ではなく，動脈や比較的太い静脈から持続する出血を「活動性外出血」といいます。活動性外出血は，ファーストレスポンダーなど現場に居合わせた人が，ただちに止血処置をしなければ，出血多量によって重篤な症状を引き起こします。

　止血と聞くと，多くの方々はドラマや映画などでおなじみの“縛る”ことをイメージするかもしれませんが，手足の出血に対する止血法の第一選択は，きれいなガーゼ等を用いて出血部位を直接圧迫する「直接圧迫止血法」で，これが最も効果的といわれています。

　―直接圧迫止血の手順―（図 3-4）
①傷口より大きい厚手のガーゼ（タオル，ハンカチなどでも可）を準備します。
②傷口にガーゼをあてて圧迫します。
③そのまま手を動かさずに圧迫を続けます。
④止血したら包帯やテープなどでガーゼを固定します。
※血液で濡れたガーゼ等は止血効果が低下するので，あれば新しいものと交換してください。
※出血に目を奪われ，気道や呼吸の状態の確認がおろそかにならないよう注意しましょう。

イ　止血帯法

　手足の切断またはそれに近い状態など，直接圧迫止血法では十分に効果が得られない出血の場合，「止血帯法」といわれる，いわゆる“縛る”方法を行うことがあります。しか

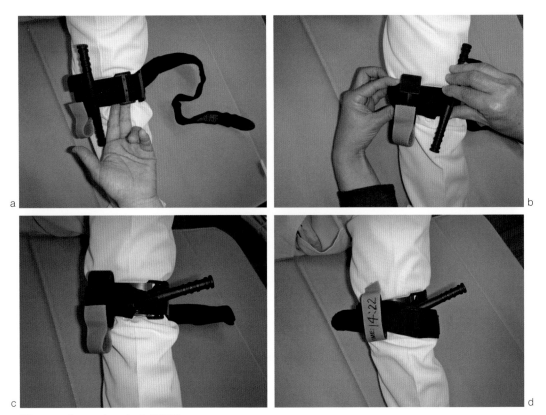

図3-5　ターニケットの使用法

し，細い紐等で単に縛るわけではなく，実施には専用の止血帯（ターニケット）や，適切な幅の三角巾やタオル等を用い，縛り方，縛る強さ，縛る位置等十分な知識と訓練が必要となります。ここではターニケットの使用法を一例として示します。

　―ターニケットの使用法―（図3-5）
　①出血部位より5～8cm中枢側にバンドを装着します。衣服の上から装着する場合は，衣服と皮膚の間に固形物がないことを確認してください。指が3本は入らないよう，緩みなくバンドを締めてください（図3-5-a）。
　②出血が止まるまで，棒（ロッド）を回して止血帯を締め上げます。不十分だとかえって出血を助長させることがあります（図3-5-b）。
　③棒（ロッド）を固定し，装着時間を記録します（図3-5-c, d）。
　④出血が続く場合は，さらに止血帯を締め上げます。それでも止まらない場合は，2本目の止血帯を1本目に並べて装着することも考慮してください。
　⑤救急隊員や医療者に引き継ぐまで，止血帯を緩めてはいけません。

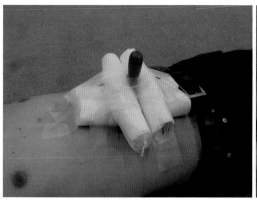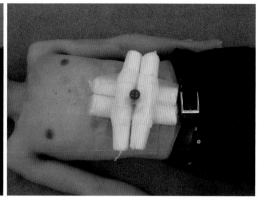

図 3-6　刃物等の固定

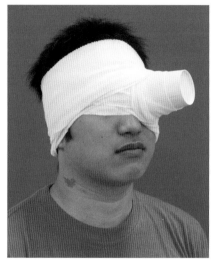

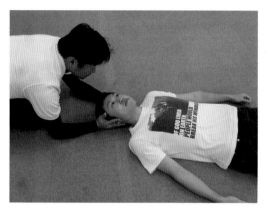

図 3-8　用手的頸椎保護

図 3-7　目の保護
（JPTEC ガイドブックより引用）

（3）刃物等の固定

　鋭利な刃物や棒状の異物などが身体を貫いている場合は，原則として抜いてはいけません。抜去することで止血効果が失われ大出血をきたしたり，新たに傷をつくる可能性があるからです。刺さった状態の刃物は，厚く折りたたんだタオルで両側から挟む方法などで安定させテープ等で固定します（図3-6）。目に異物が刺さった場合は，紙コップなどを利用し目を保護し二次的損傷を防御します（図3-7）。

（4）用手的頸椎保護

　傷病者の頭部を両手でしっかりと包むよう保持し，頭と首がぐらつかないようにします（図3-8）。

　傷病者が左右どちらかを向いている場合は，頭部を保持した後，顔が正面を向くように慎重に戻します。

　顔の向きを戻しているときに傷病者が痛みを訴えたり，手に抵抗を感じる場合は，無理に動かすと損傷部位が悪化することも考えられるため，そのままの状態で固定します。

(5) フラットリフト・ログリフト・ログロール

　脊椎になるべく負担をかけずに，傷病者の体位変換をしたり，移動したりするための手技です。

　人員が十分に確保できる場合はフラットリフト（図3-9）またはログリフト（図3-10）を実施します。フラットリフトは5人以上，ログリフトは4人以上の人員が必要です。

　ログロール（図3-11）は，少ない人員で実施可能ですが，実施者3人のタイミングが合わないと，首の骨や背骨に曲がりやねじれを与えてしまうため，実施においては十分なトレーニングが必要です。

　ログロールの回転方向は，外傷部位が下側にならないように注意します。

　ただし骨盤骨折が疑われる場合や刃物等が刺さっている場合，ログロールを行うことにより二次的な損傷を加える可能性が高いので，ログロールの実施は避けましょう。

　いずれの方法においても頭部への負担を最小限にするために頭部を保持している者の合図・指示に合わせて実施します。

《手　技》

　①フラットリフト（ファイアーマンリフト）

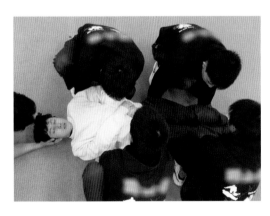

図3-9-1　頭部保持者以外の者は，傷病者の左右に位置し，肩，腰部，殿部，下腿部を保持します

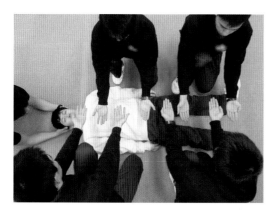

図 3-9-2　手の方向と位置の確認

②ログリフト

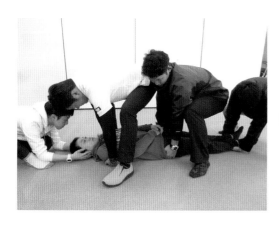

図 3-10-1　頭部保持者以外の3名で傷病者をまたぎ，それぞれ肩，殿部，下腿部を保持します。頭部保持者は持ち上げる前に地面からどのくらいの高さまで持ち上げるか指示し，実施者全員の意思統一を図ります

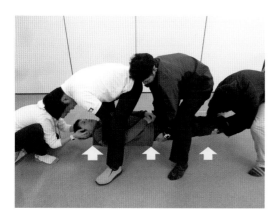

図 3-10-2　頭部保持者の合図で持ち上げます

③仰臥位（あおむけ）のログロール

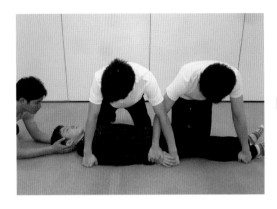

図3-11-1 傷病者は「気をつけ」の姿勢。
主な損傷部位を上側にしてロール
するため，頭部保持者以外の2名
は，損傷部位と反対側に位置し，1
名は肩および殿部を保持，もう1名
は殿部および下腿部を保持します

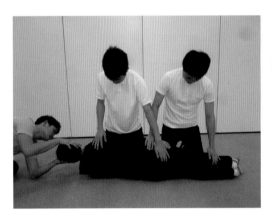

図3-11-2 頭部保持者の合図（「いち，に，さ
ん」等）で傷病者を回転させ，90°
横に向けます。このとき頭部保持
者は脊柱軸の回転に合わせて頭部
を保持します（頭部保持者は傷病者
の鼻-あご先-へそのラインが一直
線上になるように頭部を保持）。
このとき，後頭部，背部，殿部等の
背面を観察することもできます

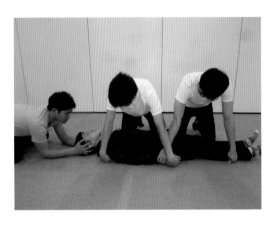

図3-11-3 頭部保持者の合図で，起こしたとき
と逆の要領で仰臥位（あおむけ）に
戻します

④腹臥位（はらばい）から仰臥位（あおむけ）へのログロール

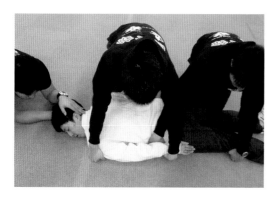

図 3-11-4　頭部保持者は，自分の両手の親指が傷病者の鼻側に向くように頭部の保持を行います

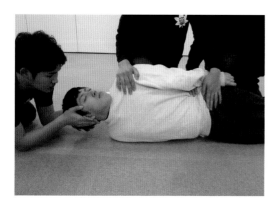

図 3-11-5　頭部保持者の合図で90°横に向けます（頭の向きは，腹臥位の時と同じ角度を維持）

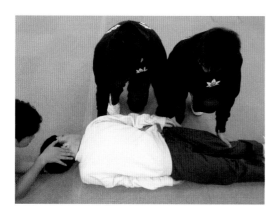

図 3-11-6　再度，頭部保持者が合図し，仰臥位（あおむけ）にします（頭の向きは，腹臥位の時と同じ角度を維持）

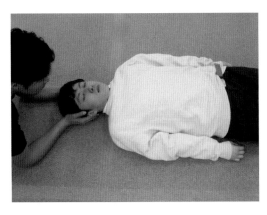

図 3-11-7 可能ならば顔の向きを注意深く正面に戻します

2 オプション手技

　以下に挙げるオプション手技は，いずれも器具を必要とするものであり，すべてのファーストレスポンダーが身につけるべきものではありません。しかし，身近にこれらの器具がある場合には，使用法を正しく理解し，訓練を積んだ上で，正しく使用する必要があります。不適切な使用により，かえって傷病者の状態を悪化させる可能性があるからです。

(1) バッグ・バルブ・マスク換気
　医療従事者は補助換気，人工呼吸をする際にバッグ・バルブ・マスクを用いて換気します。呼吸が異常に浅い，あるいは異常に遅いか速い場合は補助換気を行い，呼吸が停止している場合は人工呼吸を行います。
　両膝で傷病者の頭部を固定し，頸椎を保護した上で行います（図 3-12）。

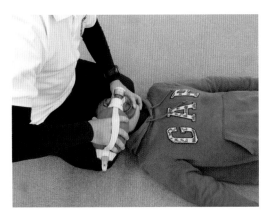

図 3-12 頭部固定を両膝で行うと，換気と頸椎保護を同時に実施することが可能です

（2）頸椎カラー

《手　技》

①頸椎カラーのサイズ測定

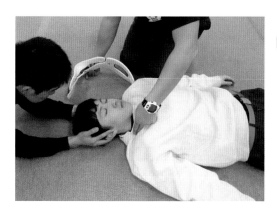

図 3-13-1　傷病者の頭部を両手でしっかりと包むように保持し，頭と首がぐらつかないようにします。
頸椎カラー装着者は，肩からあご先までの長さを測定します。正確なサイズを測定するためには，指を首の付け根に置きます（指の置き方が不適切であった場合，測定結果が不正確になるので注意を要します）

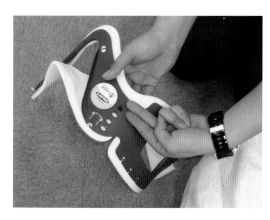

図 3-13-2　頸椎カラーのサイズを調節します。もしくは，測定した長さに合ったサイズのカラーを選定します

②頸椎カラー装着

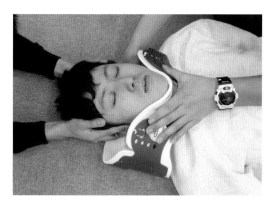

図 3-13-3　頸椎カラーのあご受けを傷病者のあご先に正しく固定します

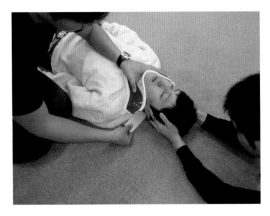

図 3-13-4　頸椎カラーを首に巻き付けます。このとき，可能な限り傷病者の着衣を頸椎カラーに巻き込まないように注意します。
頸椎カラーを保持している手の指でカラー全体を首に密着させるようにし，緩みがないように注意してしっかりと固定します

③装着後の確認

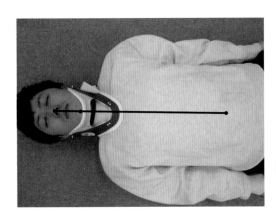

図 3-13-5　固定後は，傷病者の鼻-あご先-へそのラインが一直線上にあることを確認します

④頸椎カラー装着と気道確保

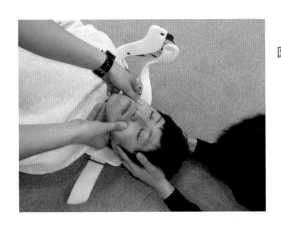

図 3-13-6　気道確保は頸椎保護よりも優先されるものです。頸椎カラーを装着することにより気道確保が不十分となる場合は，頸椎カラーの固定を緩め，頸椎カラーの隙間から指を入れて下顎挙上法による気道確保を行います。それでも十分な気道確保ができない場合は，頸椎カラーを除去して下顎挙上法を行います

（3）バックボードを用いた全身固定（ログロールで行う場合）

《手　技》

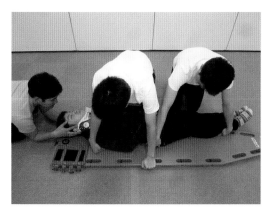

図 3-14-1　バックボード上に傷病者を載せます

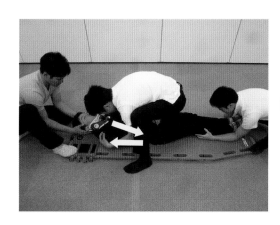

図 3-14-2　傷病者の身体がバックボード上の中央に位置していない場合は，背骨が曲がったりしないように縦方向の動きで移動させます（このとき，頭部保持者は決して押しすぎたり引きすぎたりしてはいけません）

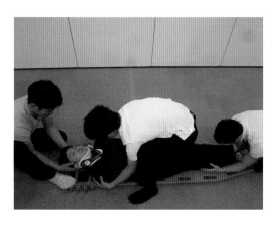

図 3-14-3　頭部保持者は，全身の固定が完了するまで頭部の保持を継続します。また，バックボードが地面の上で滑らないように足でしっかりおさえます

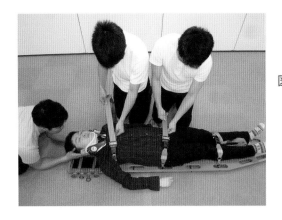

図 3-14-4 傷病者をバックボードの中心に移動した後にベルト固定を行います。胸のベルトの締め付けが強すぎて，傷病者が呼吸しにくい状態になったり，傷や痛みを訴える部分にベルトが当たったりしないように注意が必要なほか，妊婦の腹部は締め付けないように配慮します

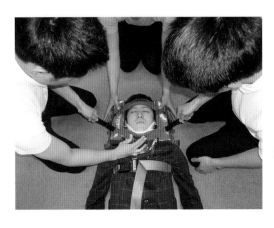

図 3-14-5 胸，腰，下肢を固定した後，頭部を固定します。頭部保持者は頭部固定終了まで頭部の保持を継続します

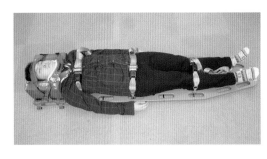

図 3-14-6 全身固定完了。
全身固定後は傷病者の嘔吐に注意します

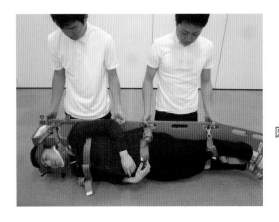

図 3-14-7 嘔吐した場合はバックボードごと横に向けて処置します。
その際，バックボードの下に傷病者や実施者の指などを挟まないよう注意します

（4）スクープストレッチャーを用いた全身固定
《手　技》

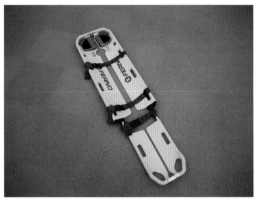

図 3-15-1　長さを傷病者の身長に合わせて調節します

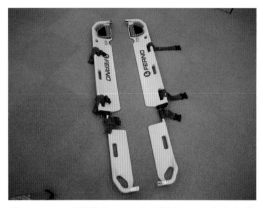

図 3-15-2　両端のロックを外して，左右に割ります

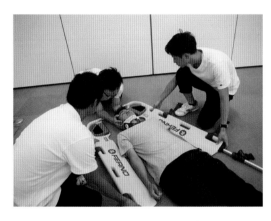

図 3-15-3　頭側をロックします

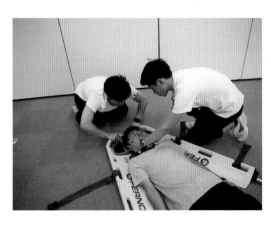

図 3-15-4　頭部保持を足側からに交替してもよいでしょう

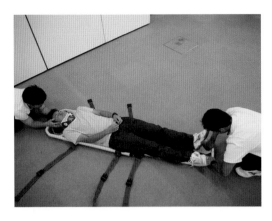

図 3-15-5　足側をロックします

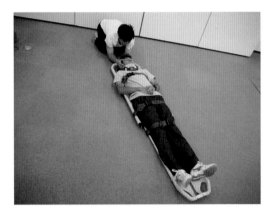

図 3-15-6　ベルトで体と下肢を固定します

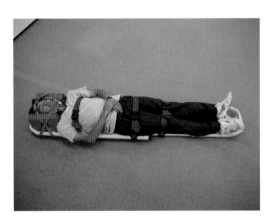

図 3-15-7　頭部を固定して，全身固定の完成です

（5）ヘルメット離脱

　意識障害を伴っている場合や，意識が保たれていても嘔吐や吐血，異物などによる窒息の危険が迫っており，気道確保が必要と判断された場合には，ただちにヘルメットを脱がせますが，気道の閉塞や窒息の危険がない場合は，無理に脱がす必要はありません。

《手　技》

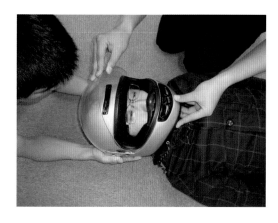

図 3-16-1　1名がヘルメットを両手で固定し，傷病者の表情や顔色，および出血や損傷の有無を確認するために必要に応じてシールドを開けます。シールドを開ける際には抵抗があるため，しっかりヘルメットを固定します。
眼鏡をしている場合は外します

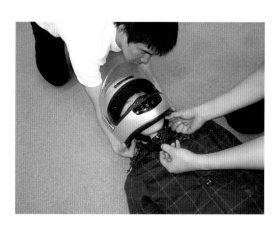

図 3-16-2　あご紐を外します。あご紐をすぐに外せないような場合は切断します

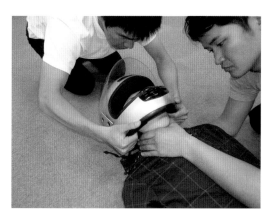

図 3-16-3　1名がヘルメットのあご紐を内装（チークパッド）に押しつけるようにして保持し，もう1名が両手で下あごと首の後ろを保持します。
ヘルメットを左右に広げながら静かに，一定の力でヘルメットを引き抜きます

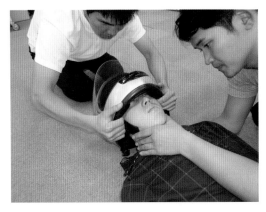

図 3-16-4　あごガードが鼻にかからないように ヘルメット前部を手前に引きます。
あごガードが鼻を通過したら両耳が見える位置までまっすぐにヘルメットを引き抜きます

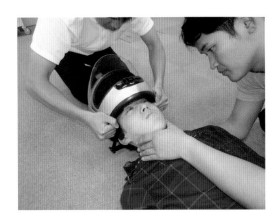

図 3-16-5　耳が見える位置で，引き抜き操作をいったん中断します。
下あごと首の後ろが確実に保持されているのを確認後，ヘルメットを引き抜きます

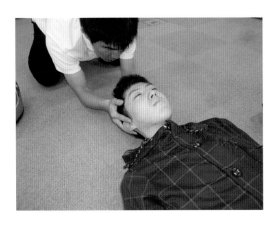

図 3-16-6　ヘルメットを脱がせた後も頭部保持を継続します

JPTEC ファーストレスポンダー
傷病者対応手順

状況評価

安全確認	二次被害の防止，状況により傷病者と共に退避
感染防御	可能であれば
傷病者の状況	人数，年齢，性別，体位，動き，大きな外傷，大出血など
受傷機転	
時刻の認識	事故発生時刻・傷病者との接触時刻等
迅速な 119 番通報	通報のタイミングは状況により様々

傷病者評価

自己紹介と救護の承認		**必要な処置**	
頸椎保護	必要・可能であれば	気道確保	
反応を確認し気道を評価		止血	
呼吸の評価		刃物等の固定	
循環の評価	皮膚の性状，橈骨動脈，活動性外出血 活動性外出血は，確認でき次第止血してよい		
意識の評価	目を開けている／呼びかけで目を開ける／目を開けない		
外表の観察	変形・傷・痛み		
四肢の動き・感覚の評価	反応があれば動かしてもらい，感覚異常の有無を尋ねる		

保温に努める

意識が良ければ本人の楽な体位にする

救急隊等が到着するまで，概ね 5 分毎に傷病者評価をくり返す

JPTEC ファーストレスポンダーコース

　座学と実技で学ぶ，約2.5時間の講習会です。

　受講対象は外傷傷病者に遭遇する可能性のあるすべての方で，18歳以上であればどなたでも受講できます。

　詳細は，JPTEC協議会の各指定地域組織にお問い合わせください。

　　https://www.jptec.jp

JPTEC ガイドブック　改訂第2版補訂版

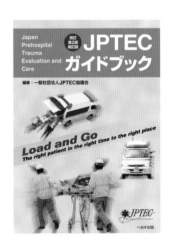

　さらに詳しくJPTECを学びたい方は，是非JPTECガイドブックを御参照ください。

　また，以下に該当する方は，JPTEC プロバイダーコースを受講することが可能です（今後変更となる可能性あり）。

（1）消防吏員
（2）消防吏員以外の救急救命士
（3）医師
（4）歯科医師（救命救急センターまたは救急病院の救急部門に属する者に限る）
（5）看護師および准看護師
（6）診療放射線技師，臨床検査技師および薬剤師で災害医療派遣業務に従事するもの
（7）警察官，海上保安官および陸上自衛隊，海上自衛隊または航空自衛隊の自衛官で救急業務，救助業務または災害医療派遣業務に従事するもの
（8）救急救命士法第34条第1号から第3号までの規定に基づき救急救命士の受験資格を得ることができる学校若しくは救急救命士養成所，大学医学部または看護学部および看護学校（准看護学校を含む）の学生または生徒で最終学年に属しているもの

　JPTECに関する最新の情報はJPTECホームページ（https://www.jptec.jp）をご参照ください。

JPTEC 外傷のための
ファーストレスポンダーテキスト＜補訂版＞

定価（本体価格 500 円＋税）

2016 年　6 月 30 日	第 1 版第 1 刷発行
2016 年 11 月　1 日	第 1 版第 2 刷発行
2017 年 12 月 15 日	第 1 版第 3 刷発行
2018 年　8 月　1 日	第 1 版第 4 刷発行
2019 年　3 月　1 日	第 1 版第 5 刷発行
2019 年 10 月　4 日	第 1 版第 6 刷発行
2020 年　1 月 10 日	第 1 版第 7 刷（補訂版）発行

編　著	一般社団法人 JPTEC 協議会
発行者	佐藤　枢
発行所	株式会社　へるす出版
	〒164-0001　東京都中野区中野 2-2-3
	電話　（03)3384-8035（販売）　　（03)3384-8155（編集）
	振替　00180-7-175971
	http://www.herusu-shuppan.co.jp
印刷所	三報社印刷株式会社

© 2016 Printed in Japan　　　　　　　　　　　　　　　〈検印省略〉
落丁本，乱丁本はお取り替えいたします。
ISBN 978-4-89269-990-0